Repelentes caseiros

O Ultimate Guide: 40 Natural caseiros repelentes de insetos para Mosquitos, formigas, moscas, baratas e pragas comuns

Tabela de conteúdos

O Ultimate Guide: 40 Natural caseiros repelentes de insetos

Introdução

Horário de verão, frequentemente, prenuncia o início da temporada de bug. O incômodo começa com zumbido incessante e morder os mosquitos. Você também verá os insetos rastejantes assustadores como as baratas e formigas. As baratas causam a contaminação dos alimentos, utensílios de cozinha e superfícies em que rastejam. Existem os stinging insetos como abelhas e vespas que podem desencadear uma reação alérgica severa.

Insetos-praga é frequentemente uma parte familiar da casa e será encontrado debaixo do tapete, em fendas e rachaduras, nos armários e quase em qualquer lugar da casa. Os insetos estarão procurando abrigo, alimento e calor mesmo em casa. Estas pragas podem provar para ser um grande incômodo em casa. Eles podem causar doenças como a intoxicação alimentar, vírus do Nilo Ocidental, malária, erupções cutâneas, entre outras doenças.

Para controlar as pragas, a primeira intervenção tem a ver com não convidá-los para casa. A casa tem que ser mantido limpo. Manter os alimentos armazenados em recipientes e limpar afastado quaisquer produtos de comida derramada.

No entanto, mesmo com os melhores esforços para manter a casa limpa, os insetos sempre encontrará uma maneira para a casa. As formas convencionais de se livrar de insetos-praga é através do uso de inseticidas e repelentes de insetos que são rápidos e eficazes. Os produtos químicos contidos nestes produtos podem ser perigoso e persistentes no ambiente imediato do repouso.

A segurança é importante. Você quer se livrar dessas pragas e para atingir o objetivo da forma mais segura possível. Relatórios do consumidor indicam que apenas 23 por cento dos repelentes de insetos e inseticidas no mercado são seguros para crianças.

Produtos naturais e caseiros são a aposta mais segura em com os insetos invasores. Podem ser feitos em casa em uma fração do custo de alguns dos produtos convencionais. Os ingredientes incluem itens de cozinha comuns e ervas que contêm propriedades repelindo insetos.

Os produtos caseiros são igualmente eficazes e podem ser usados em casa e quando ao ar livre, campismo e caminhadas. Você os achará útil especialmente se você não é fã dos produtos químicos tóxicos.

Capítulo um:

Por que ir tudo Natural

O tradicional uso de repelentes baseada em vegetais pode ser rastreado para muitas gerações atrás. Utilizaram-se os repelentes de planta para proteger as pessoas contra picadas de insetos e host buscando parasitas.

A descoberta de novos repelentes à base de plantas é fortemente dependente da etnobotânica. Estudos foram realizados ao longo dos anos e funcionaram como um recurso valioso. Os estudos etnobotânicos informaram o desenvolvimento de novos produtos naturais ou caseiros.

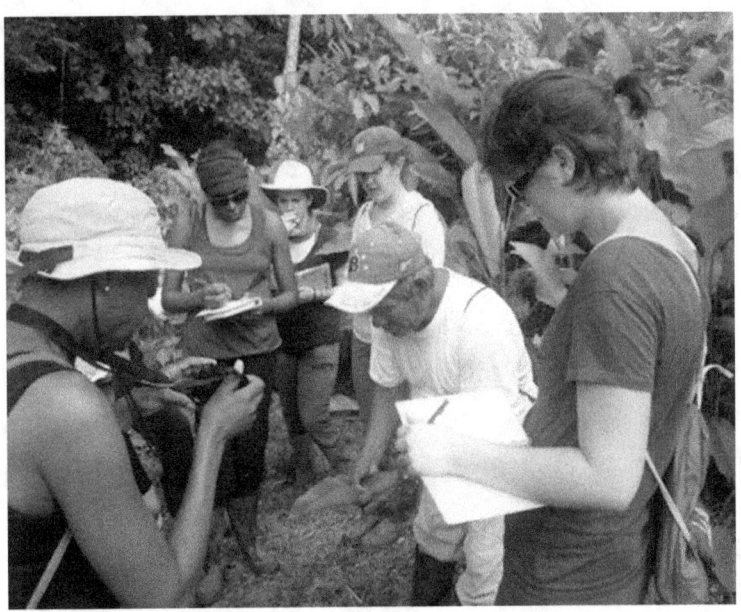

Fig.: Estudos etnobotânicos ajudaram a identificar plantas com propriedades repelentes de insetos. Cortesia do itec-edu.org

A Etnobotânica é a busca orientada para plantas medicinais, através de entrevistas em profundidade com informantes-chave experientes em folclore e medicina tradicional. Estes estudos são realizados por meio de pesquisas por meio de entrevistas semi-estruturadas, combinadas com a coleção de exsicatas de comprovante para avaliar o uso da planta por grupos étnicos indígenas. Questões importantes nas pesquisas são sobre o uso da planta, a abundância e a fonte.

Uma segunda maneira de testar plantas repelentes é através de um processo chamado de bioprospecção em que as plantas são sistematicamente selecionadas para um determinado modo de ação. O processo é uma cara e mão de obra intensiva. No entanto, a triagem em massa de plantas foi como PMD (diol de 3-8, Pará-metano) foi descoberto na década de 1960. PMD é um repelente eficaz e comercialmente disponível.

Os óleos essenciais de plantas se protegerem da planta comer insetos. Os óleos essenciais cair em diferentes categorias, tais como as toxinas, reguladores de crescimento, repelentes e alimentação impedimentos.

Avanços na tecnologia têm garantido que as pessoas podem ir naturais sem qualquer alteração na eficácia. Tecnologia assegurou-se que é realmente possível formular produtos potentes a partir de ingredientes naturais.

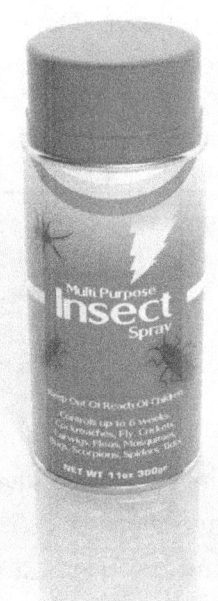

Fig.: Inseticida comercial tem sido associada com efeitos adversos na saúde

Comerciais repelentes produtos que contenham ingredientes à base de plantas ganharam a popularidade crescente entre os consumidores. Mesmo que eles são comumente percebidos como seguro, às vezes é um equívoco. Os produtos naturais podem superar os convencionais inseticidas sintéticos mantendo-se seguro para seres humanos e o meio ambiente.

Atualmente, numerosos estudos têm seguido orientações de quem pesticida esquema de avaliação padrão para teste de repelente. Há uma necessidade de estudos complementares padronizados para melhor avaliar repelentes compostos e desenvolver novos produtos que oferecem alta repelência como bem de consumo.

Saúde é uma consideração importante na verdade é a maior consideração quando vai para insecticidas naturais ou naturais repelentes de insetos. Unsafe não é uma consideração dada aos alimentos e cosméticos, foi estendido a outros produtos usados dentro de casa também.

Houve uma transição gradual para o uso de produtos naturais ou orgânicos inseticida, ao invés de produtos com substâncias tóxicas e ingredientes. Os ingredientes naturais utilizados nestes produtos são em sua forma mais pura. Sem produtos químicos prejudiciais que podem causar danos às pessoas e ao seu ambiente imediato. O produto natural em breve irá degradar deixando sem traços ou subprodutos que se acumulam dentro sistemas biológicos.

Produtos naturais não agridem o ecossistema. Pense em produtos químicos sintéticos como o plástico depositado em um aterro sanitário. O plástico nunca desaparecerá. É produtos químicos sintéticos como acumular no ecossistema sem ir embora. O uso continuado do sintéticos repelentes de insetos e inseticidas simplesmente amplia o problema. O acúmulo de química DEET (N, N-dietil-meta-toluamida) em corpos humanos e o ecossistema tem sido associado com nervosismo, dores de cabeça, convulsões, náuseas e até mesmo a morte. Estudos têm indicado que os seres humanos absorvem tanto quanto de 56 por cento de DEET aplicado para repelir para exterminar pragas. Produtos naturais fornecem uma opção segura que não bioacumulação e levar para as condições de saúde acima mencionados.

Capítulo dois:

40 DIY repelentes de insetos caseiros

O bom tempo associado com o verão também vem com um lado desagradável. O lado desagradável caracteriza-se por insetos e rastreadores traquinas. Você pode se proteger ao desagradável vê os erros, as mordidas de coceira e o risco de doença por meio de alternativas naturais. Não chegar para a criação sintéticas insecticidas e repelentes de insetos.

As repelente de propriedades dos materiais de planta têm sido exploradas através de diferentes civilizações do homem. A forma mais básica em que estas plantas têm sido utilizadas está machucadas plantas em casas de aproveitar suas propriedades protetoras. A prática ainda é comum até hoje em todo o mundo.

Outra forma de uso é como um fumigante pela queima de plantas para conduzir os insetos longe do incômodo, como moscas e mosquitos. Mais recentes usos das plantas é na formulação de óleos aplicados à pele ou roupas. Repelentes à base de plantas são ainda amplamente utilizados e são os preferidos porque as plantas são percebidas como um meio seguro e confiável de evitar picadas de insetos.

Repelentes de insetos naturais baseiam-se muito de ingredientes derivados de plantas. As plantas têm sido a fonte de óleos essenciais. Os óleos essenciais encontrar aplicação extensiva em toda linha. As plantas produzem

O Ultimate Guide: 40 Natural caseiros repelentes de insetos

óleos essenciais para repelir insetos nocivos, para atrair o inseto benéfico que polinizam, e para proteger as plantas contra fungos e bactérias prejudiciais e para ajudar as plantas a resistir a condições climáticas extremas.

A extração de óleos essenciais de plantas tem ajudado a transferir sua utilidade para diferentes configurações. Uma das aplicações úteis óleos é para repelir insetos em casa e mesmo com a aplicação no corpo. Os óleos essenciais são geralmente diluídos com diluentes seguros como hamamélis, transportadora de petróleo ou álcool mesmo.

Vamos explore as alternativas disponíveis para as pessoas que decidem ir a rota natural/orgânica. Estes são os remédios naturais que efetivamente vão ajudar a afastar os insectos.

1. **a citronela** é um dos óleos essenciais mais usados para proteger as pessoas contra picadas de mosquito. A planta vai pelo nome botânico Cymbopogon nardus e, portanto, as pessoas podem ser atento para o nome. O óleo de citronela não deve ser misturado com aditivos químicos.

O Ultimate Guide: 40 Natural caseiros repelentes de insetos

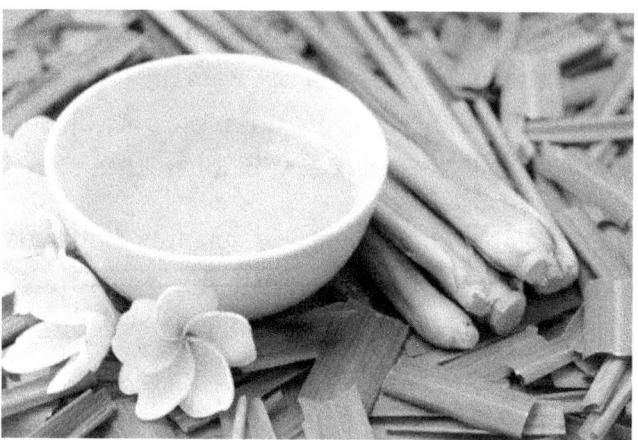

Fig.: *Planta e citronela óleo de citronela é eficaz como repelente de insetos e inseticida.*

Para o óleo de citronela caseiro, você deve mistura com transportadora óleo para garantir que é seguro para aplicação na pele. Outras formas em que a citronela é usada são as velas e lanternas. Esses repelentes de voláteis de plantas quando evaporado nas velas e lanternas manterá longe de mosquitos e outros insetos incômodo.

2. **óleo de manjericão** mostrou exibem propriedades inseticida bom especialmente em matar larvas de mosquito e como repelente de mosquito. Manjericão, também referido como Ocimum basilicum é sabido como um tempero de comida e por suas propriedades aromáticas.

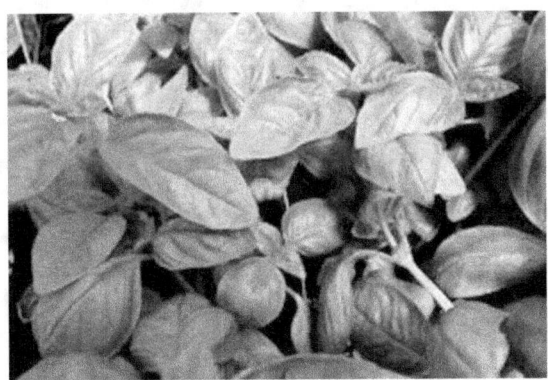

Figo: O manjericão é um inseticida natural contra as larvas do mosquito

Manjericão pode ser usado para controle de pragas e até mesmo para controle de reprodução de pragas ciclos especialmente aqueles que se reproduzem em lagos, lagoas e água estagnada.

Óleo de manjericão também pode ser usado para controle de ácaros e tornar-se grande saúde benefício para pessoas que sofrem de alergias.

3. **alfazema (Lavandula angustifolia)** é outra das mais comuns e os óleos essenciais mais seguros que pode ser usados como repelente de insetos. Lavanda pode ser usada para como uma pomada de pele para repelir mosquitos, usados em pó forma em armários, armários e baús para impedir que as traças e outros insetos abrigando nesses lugares e como um atomizador ou simplesmente derramou

sobre um pires para ajudar a manter os insetos e formigas fora.

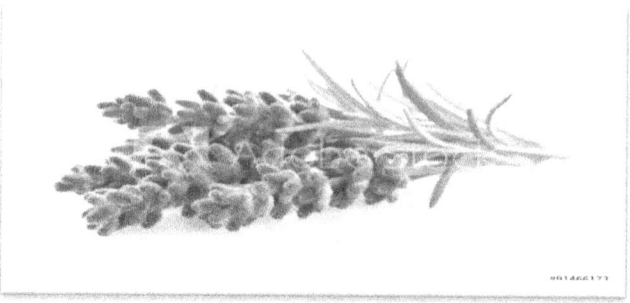

Figo: Óleo de lavanda, extraído das flores de lavanda é um repelente de insetos

Óleo de lavanda tem outros usos importantes, incluindo o que ajuda a eliminar os sintomas de alergias. Portanto, pode ser aplicado no local das picadas de insetos e picadas para reduzir os sintomas.

4. **bergamota** tem um dos óleos preferenciais para usar em casa para limpeza verde e um purificador de ar bom para melhorar o humor. Bergamota é melhor usada como um inseticida ou repelente spray e tem um odor distinto e frutado.

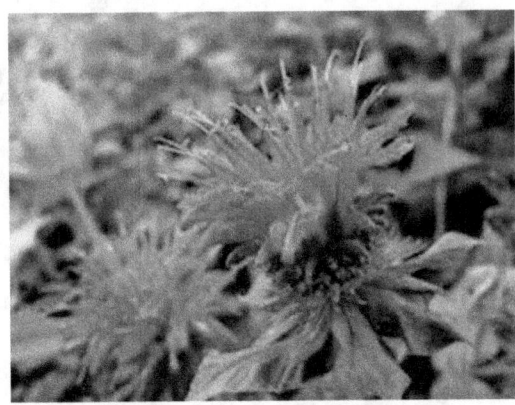

Fig.: Flor de bergamota tem um cheiro frutado distinto, tornando-o adequado para uso como repelente de insetos spray

Aconselha-se cautela ao usar bergamota, uma vez que é fototóxico. Usando bergamota enquanto ao ar livre no sol será saúde ameaçando. Se usado para uso tópico prevenir ou aliviar picadas e mordidas de inseto, certifique-se que é usado durante a noite, mas nunca no sol.

5. **tomilho (Thymus vulgaris)** foi descoberto para ser um bom repelente de mosquito e um ainda mais

eficaz inseticida contra moscas domésticas.

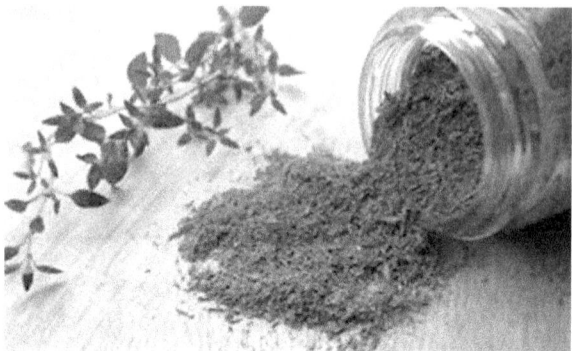

Figo: O tomilho é um insecticida eficaz contra moscas domésticas

Moscas domésticas podem ser um grande incômodo, especialmente para pessoas que vivem na fazenda, devido o fato de que eles são abundantes e uma pestilência persistente.

6. **pine (Pinus sylvestris)** é outra das alternativas naturais para o DEET. É um bom repelente contra mosquitos e usado como um atomizador fará o cheiro de casa soothingly bom como na floresta.

   O óleo essencial de pinho é fácil de preparar barata de matéria-prima óleo de pinho em grandes quantidades para aplicações comerciais em larga escala, dando-lhe uma vantagem significativa sobre muitos dos outros repellents de inseto naturais.

   Encontra grande uso como um spray repelente devido sua fragrância doce, arborizado com um undertone balsâmico, que adoça como se evapora.

7. **hortelã-pimenta** é bem conhecida por suas propriedades curativas, como a redução de tosse, náuseas e dores de cabeça, melhorar a digestão e aliviar problemas associados a menstruação e a menopausa. O que as pessoas não sabem é que a menta tem propriedades de repelente de insetos.

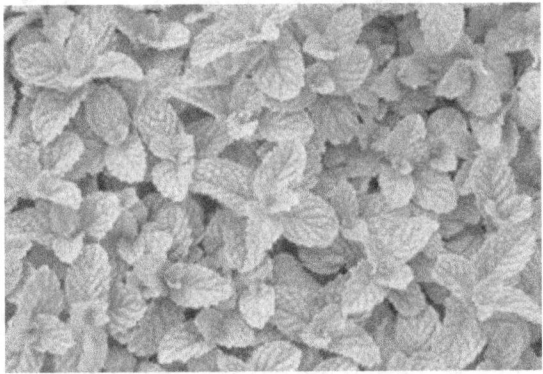

Fig.: Plantas de hortelã tem propriedades de repelentes de insetos

O aroma limpo fresco e hortelã no spray pimenta bug não pode ser comparado com os desagradáveis cheiro sintéticos e químicos de inseticidas.

8. **vetiver** é uma planta mais comum em países da Ásia central como Indonésia. É usado como um repelente de mosquito natural.

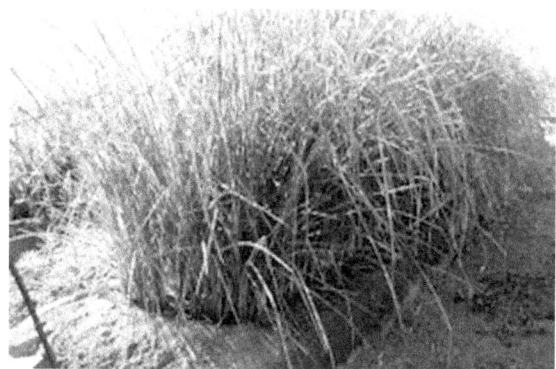

Fig.: Vetiver tem múltiplos usos, inclusive sendo usado como um repelente de insetos

Vetiver também tem sido usado para fabricar sabão e velas que são usadas como repelentes de mosquito. O óleo de vetiver é também aromático e criará um ambiente Bali picante na casa.

9. **eucalipto** é quase um padrão em muitos dos produtos de limpeza o verde natural. Além disso, o eucalipto tem repelente de insetos e inseticida Propriedades e propriedades curativas no tratamento da gripe, espirros, febre do feno e problemas respiratórios.

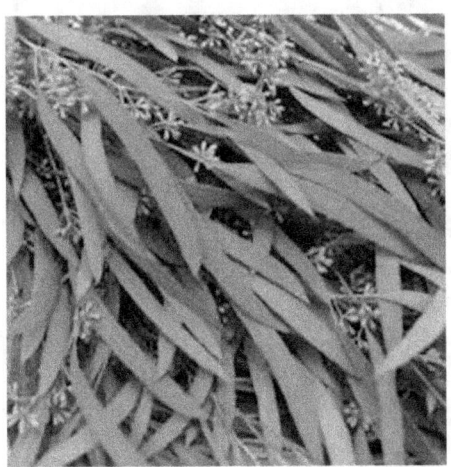

Fig.: Eucalipto é mais eficaz contra flebotomíneos

Estudos científicos têm indicado que os óleos essenciais de eucalipto são mais eficazes contra flebotomíneos do que outros produtos naturais.

10. **limão eucalipto** é uma árvore nativa de áreas no Brasil, África e Austrália. Os outros nomes da árvore são Corymbia citriodora, o nome botânico ou Lemon Scented Gum. O repelente natural é extraído das folhas de eucalipto limão. O repelente foi descoberto na década de 1960 durante as sessões de massa de plantas utilizadas na medicina tradicional chinesa.

O Ultimate Guide: 40 Natural caseiros repelentes de insetos

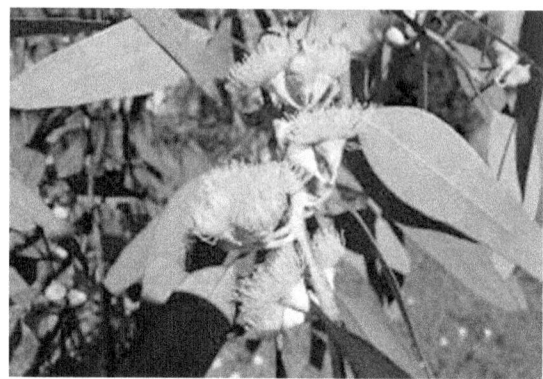

Figo: Óleo de eucalipto limão é um eficiente repelente de mosquito

Óleo essencial de eucalipto limão mostrou conter 80% de citronelal. Tem outros usos na indústria de cosmética devido ao seu cheiro fresco. No entanto, foi descoberto que o destilado resíduos remanescentes após hidro-destilação do óleo essencial foi muito mais eficaz em repelir mosquitos do que o óleo essencial em si.

O óleo é uma boa alternativa de DEET, os comumente usado em inseticidas convencionais, mesmo recebendo um endosso da Organização Mundial de saúde. Seus ingredientes ativos tendem a ser altamente volátil, então, embora eles são repelentes eficazes por um curto período após a aplicação. Pessoas que amam o cheiro cítrico encontram este óleo essencial para ser um bom inseticida.

O Ultimate Guide: 40 Natural caseiros repelentes de insetos

Limão óleo essencial de eucalipto não deve ser confundido com p-menthane-3,8-diol (PMD), a versão sintética deste essencial óleo que é usada como um repelente de insetos.

11. **piretro (crisântemo Dalmatian)** é um inseticida conhecido e pode ser usado na forma de concentrado ou poeira.

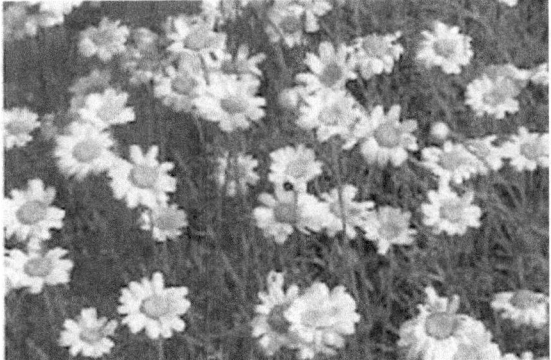

Fig.: Piretro campo de inseticida cultivado comercialmente

O ingrediente ativo no inseticida natural chamado piretrina ataques sistema de nervoso central do inseto. Ele também pode ser usado em pequenas quantidades como um repelente de insetos.

12. **sândalo óleo** é muitas vezes uma mercadoria sob demanda muito alta. É muito caro e é procurado por sua capacidade de tratar a asma, insônia, bronquite, tosse, stress, infecções do peito, irritabilidade e tensão nervosa.

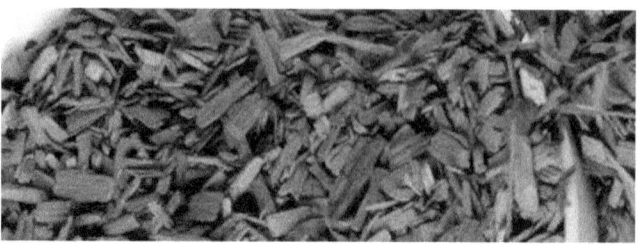

Fig.: Sândalo colhido antes de que é preparado em um inseticida

Além de todos estes usos, óleo de sândalo é um repelente de insetos. Óleo de sândalo tem propriedades aromáticas de longa data e tem sido usado como afrodisíaco eficaz.

13. **Cedarwood óleo** é óleo de sândalo como... mas é mais fácil e menos dispendioso.

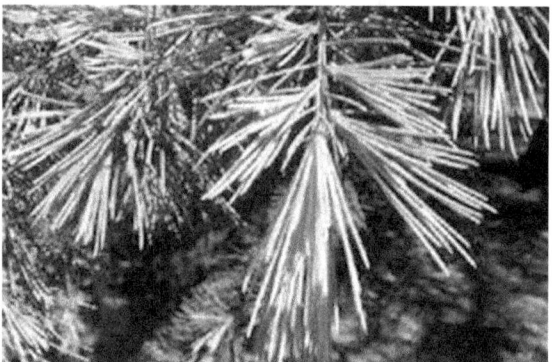

Fig.: Cedro folhas fornecem o óleo essencial com propriedades repelentes de insetos

O óleo é um bom repelente de inseto que altera o funcionamento dos sistemas olfativo de insetos. Os insetos, portanto, não são capazes de farejar a presa; Isso é para escolher odor humano e avançar para morder e sugar o sangue.

14. **Australian Tea Tree (Melaleuca alternifolia)** é uma árvore de maravilha desde ser uma potência de limpeza verde para propriedades como sendo anti-parasitários.

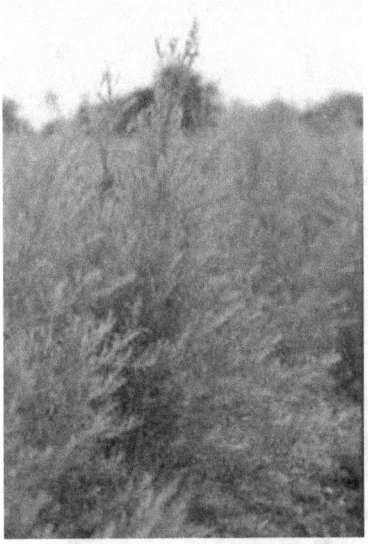

Fig.: Árvore de chá australiano é eficaz contra uma grande variedade de insetos-praga

Óleo essencial da árvore do chá pode agir como um supressor do crescimento, bem como agir como um inseticida contra pulgas, sanguessugas, piolhos e carrapatos. Os óleos podem ser usados como um spray, ou para aplicação tópica para manter afastados os parasitas.

A árvore de chá australiano tem propriedades calmantes e antialérgicas e pode ser usada para tratar a irritação causada por picadas de insetos ou picadas.

15. extrato de vanilina de **vagens de sementes de baunilha** extrato misturado com azeite de oliva pode ser usado como um repelente de insetos. Comumente, vanilina é colocada em uso em perfumes e fragrâncias para fazê-los durar mais tempo, além de dar o cheirinho de baunilha. Vanilina não é altamente voláteis como outros óleos essenciais comuns.

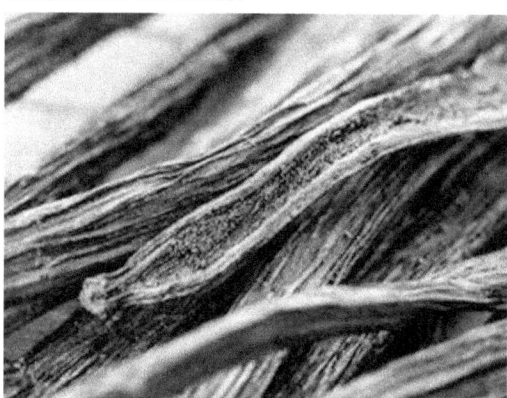

Figo; Vagens de baunilha sementes contêm vanilina, o repellent de inseto

A adição de vanilina de um óleo essencial com base repelentes ajuda a reduzir a volatilidade e fazer o repelente natural durar mais tempo.

Vanilla planifolia é a espécie de planta de baunilha que possui a maior concentração de vanilina. Baunilha mexicana é mais cara, mas lá é a qualidade baunilha de Madagáscar, conhecido como baunilha Bourbon disponível a um preço razoável.

16. **catnip óleo (Nepeta parnassica)** tem se mostrado através de pesquisa para ser dez vezes mais eficaz do que o DEET como inseticida. Catnip óleo é um membro da família de hortelã e é eficaz como um repelente de mosquito. Vai também por outros nomes como catnep, catmint, catrup, catwort, japa ou nep e bálsamo de campo.

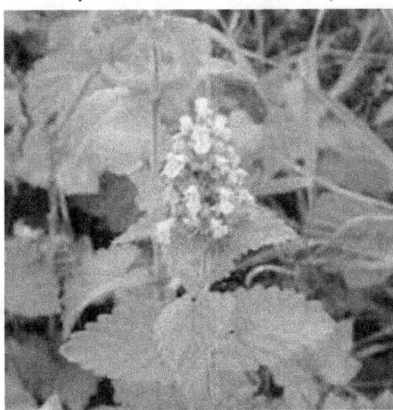

Figo: Catnip é um repelente de insetos

O catnip óleo é extraído das folhas por destilação a vapor. Ele contém o nepetalactone, um repelente contra insetos, em particulares mosquitos, baratas e cupins. Pesquisa que foi realizada indica que o óleo de catnip é dez vezes mais eficaz do que o DEET. Ele foi encontrado para efetivamente passado por duas a três horas quando aplicado sobre a pele.

17. **neem óleo** é extraído da árvore de Neem indiano e é um inseticida natural. Óleo de Neem pode ser aplicado topicamente para repelir mosquitos. O óleo essencial não é tóxico para mamíferos e aves. Os óleos são tóxicos para insetos, tais como ácaros, mosquitos e abelhas.

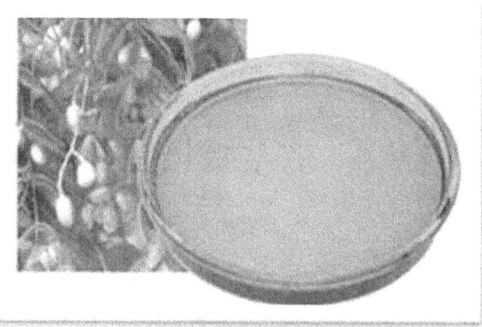

Fig.: Óleo de Neem tem numerosos usos, inclusive sendo um repelente de insetos

Neem é amplamente anunciada como uma alternativa natural para o DEET e foi testada para repelência contra gama de insetos de importância médica. Devido a escassez de estudos confiáveis, o óleo de Neem não é recomendado como um repelente eficaz para uso por viajantes para áreas endêmicas da doença, embora isso pode conferir alguma proteção contra incômodo morder os mosquitos.

18. **Basil planta** é o mesmo doce aditivo alimentar usado quando cozinhar. Basil tem óleos essenciais que possuem propriedades de repelentes de insetos. A planta pode ser usada inteiro ou corte,

secas e esmagadas. Manjericão pode ser plantada em vasos que são colocados ao lado das portas ou dentro de casa. Basílio também pode ser cortado e transportado quando vai ao ar livre para piqueniques e camping.

Manjericão é eficaz contra insetos, como mosquitos, formigas, moscas e besouros de espargos.

19. **capim-limão** *(Cymbopogon citratus)* é um repelente natural de insetos que contém o óleo essencial, citronelal. As propriedades repelindo insetos são muito semelhantes da citronela. Na verdade, o capim-limão é considerado mais eficaz como repelente de insetos do que a citronela original.

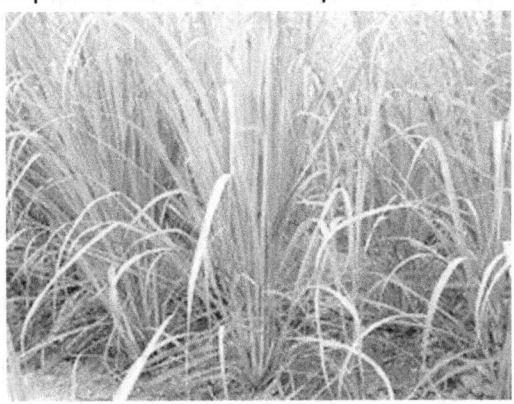

Fig.: Talos de capim-limão podem ser usados como repelentes de insetos

Erva-cidreira é conhecida por seus calmantes e rejuvenescimento propriedades que ajudam as pessoas a relaxar a mente e diminuir seu stress relacionadas com as emoções.

Romper um caule com a moita de capim-limão e retire as folhas externas de encontrar o tronco de cebolinha, como na base. Dobre o tronco para espremer e esfregue-o entre as palmas das mãos, tornando-se numa massa carnuda, suculenta. A polpa pode ser aplicada sobre a pele exposta. Você também pode fazer uma tintura, usando álcool a ser usado em frascos do pulverizador.

20. **o vinagre** é ambientalmente amigável e tem uma realmente incrível e grande variedade de aplicações. Vinagre é amplamente utilizado na culinária e preparação de vegetais e para limpar a casa.

   Vinagre é um herbicida e também tem propriedades inseticida especialmente contra formigas. Vinagre também é miscível com muitos outros óleos essenciais usados para manter as pragas longe.

21. **o pepino** é um bom inseticida contra formigas. Você pode deixar as cascas de pepino em superfícies onde as formigas frequentam para mantê-los longe.

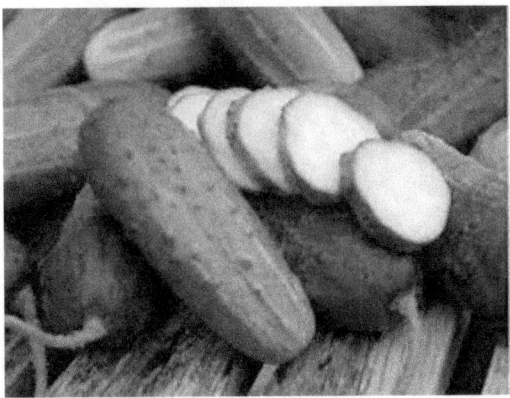

Figo: O pepino é eficaz contra

Para uma combinação mais intensa, descasque o pepino e então esmagá-lo e colocá-los onde as formigas são vistas.

22. **folhas de louro** são uma eficaz contra baratas. As folhas de louro pode ser esmagadas e colocadas em áreas que estão infestadas de baratas.

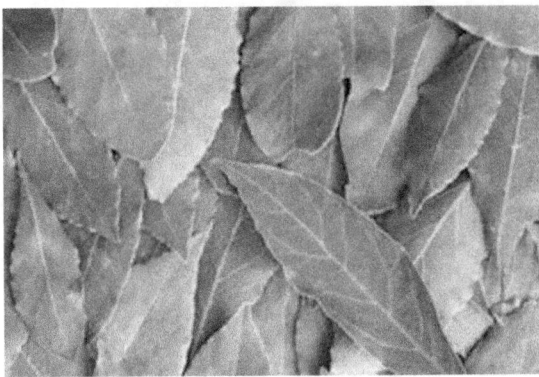

Fig.: folhas de louro são repelentes uma barata

O Ultimate Guide: 40 Natural caseiros repelentes de insetos

As baratas não gostam do cheiro das folhas e ficar longe deles. Folhas de louro não é comprar um inseticida um repelente que empurrarão as baratas longe de casa.

É um truque útil para aproveitar o inseto repelindo Propriedades de folhas de louro para gravar as folhas dentro de armários e gabinetes para manter pragas longe de sua farinha e farinha de milho e de outros produtos do armário e também para impedir que as formigas e traças.

23. ***o alho*** *é ainda um outro inseticida natural eficaz e repelente de insetos. O alho é eficaz contra uma grande variedade de insetos-praga de besouros de batata para os mosquitos.*

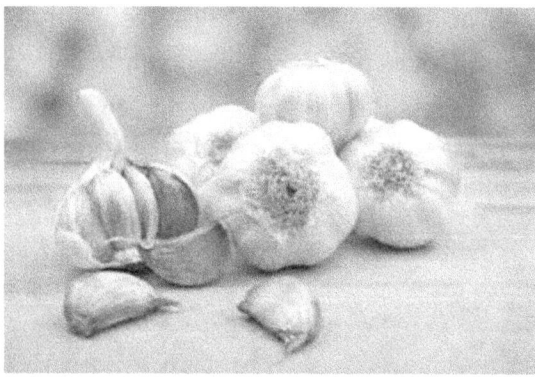

Figo: Alho misturado com água é um repelente de insetos

O alho é esmagado e misturado com água para ser aplicada em áreas onde os insetos vivem ou obter acesso à casa. Alternativamente, as tiras de pano de algodão embebido em preparação o alho podem ser enforcadas em áreas para atuar como um repelente. O alho é, portanto, seguro para ser usado ao redor da casa. Aplicação frequente é necessária, já que ao longo do tempo (5 a 6 horas), os preparativos terá um odor menos detectável.

24. **terra de diatomáceas** é um pó de talco, como isso é feito de restos fossilizados de fitoplâncton marinho. É quase similar à sílica pura.

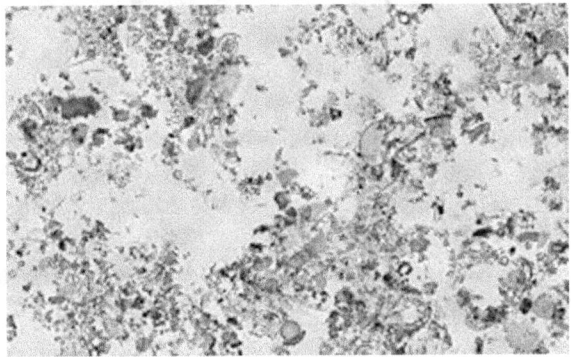

Fig.: Vista de terra diatomácea sob o microscópio

A terra diatomaceous mata qualquer inseto que tem um exoesqueleto. No entanto é inofensiva aos mamíferos que podem comê-lo sem efeitos adversos.

Terra de diatomáceas é barata e eficaz na mata muitos insetos pragas. Você pode usar um soprador de bulbo para explodir a terra em fendas onde os insetos se escondem.

25. **canela** não é só uma utilização alimentar topper na aveia e maçã. Estudos conduzidos em Taiwan indicam que óleo de canela pode matar ovos e

larvas de mosquito, bem como encontrar o uso como um repelente de mosquitos.

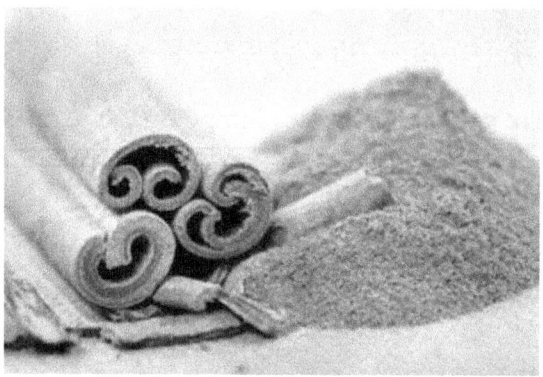

Fig.: Canela é repelente de insetos e inseticida

Óleo de canela folha é mais eficaz que DEET de acordo com estudos de investigação. Cinamaldeído é o principal constituinte do óleo de canela folha e é usado em todo o mundo como um agente de aditivo e aroma de comida. Lata de óleo da árvore Cinnamomum Cássia é a fonte mais comum de cinamaldeído. É um inseticida eficaz e seguro. Os cientistas advertiu que altas concentrações de canela óleo aplicado sobre a pele irão causar irritação.

26. **Cadaga árvore** *(eucalipto torelliana)* é um bom repelente de mosquito que pode ser plantado em áreas onde haja infestação de mosquito desenfreado. A árvore, portanto, irá atuar como uma barreira natural para mosquitos.

27. **a pimenta caiena** pode ser usado para fazer um spray de pimenta orgânica, um inseticida natural

com um fator de segurança elevado. O uso de pimenta caiena deve ser acompanhado por manejo integrado de pragas.

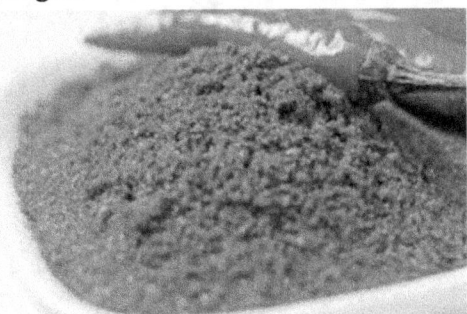

Fig.: Cayenne pimenta contém capsaicina destrói membranas insetos

Capsaicina, o composto ativo de bioquímica, é um inseticida usado para repelir e matar insetos. A capsaicina é o composto que dá as pimentas um gosto quente usufruído pelos seres humanos. Capsaicina mata insetos destruindo as membranas e causando perturbações metabólicas.

28. **óleo de soja** foi descoberto para ter propriedades repelente de mosquito. Um estudo da Universidade da Florida mostrou que produtos à base de soja fornecem mais duradoura mosquito repelente de atividade do que produtos à base de citronela. Óleo de soja pode ser feito mais potente pela mistura com outros óleos essenciais como o óleo de Nardo.
29. **óleo de coco** pode servir como um natural mosquito repellant.

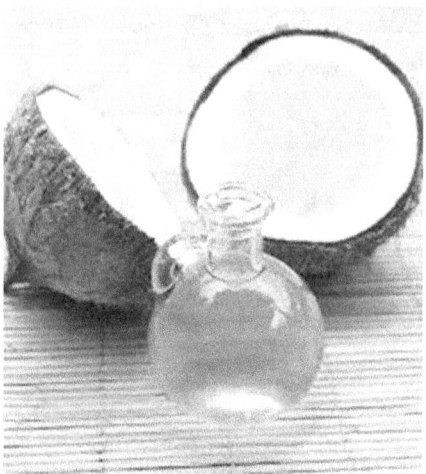

Fig.: óleo de coco

O óleo de coco pode ser tornado mais eficaz adicionando óleos essenciais que são repelentes naturais de insetos. Óleo de coco pode ser misturado com erva-cidreira, citronela e o catnip para melhorar o desempenho como um repelente de insetos.

30. **Rosemary** é conhecido como um tempero usado para dar sabor a peixe e cordeiro. O que as pessoas não sabem é que o alecrim é um repelente natural de insetos. Folhas de alecrim podem ser moído em pó fino que pode usado para se livrar de pulgas em animais de estimação e em casa. A planta em si é um repelente de mosquito e pode ser plantada no jardim para fornecer raminhos para repelir os mosquitos.

31. **o cravo flores** são colhidas da planta cravinho *(Syzygium aromaticum).*

O Ultimate Guide: 40 Natural caseiros repelentes de insetos

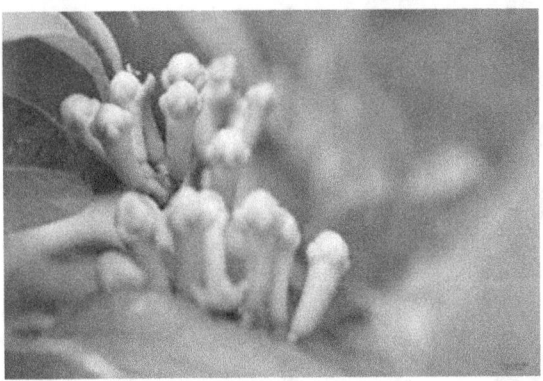

Fig.: Cravo flores têm propriedades repelindo insetos

Estas são geralmente secos botões de flores que são usados como tempero com um característico odor pungente e forma em forma de prego. O cravo tem propriedades medicinais, é usado como especiaria e tem propriedades repelindo insetos. Cloves são particularmente eficazes contra moscas e mosquitos.

32. **malmequeres** são talvez as mais conhecidas plantas que podem ser usadas para repelir insetos. Os Marigolds são uma planta anual resistente e brilhante que contém piretrina, um inseticida natural e repelente de insetos.

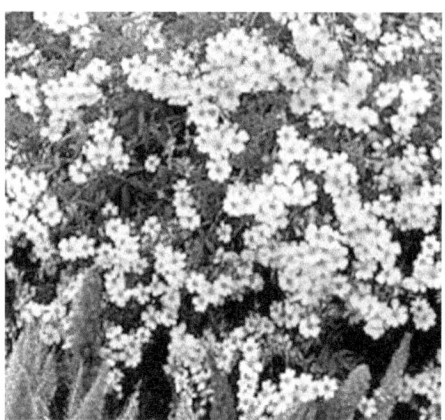

Fig.: Tagetes mexicanas são repelentes de insetos conhecidos

Os malmequeres mexicanos são os mais potentes para insetos. Outra espécie de calêndula que é eficaz contra insetos é os malmequeres franceses. Estes malmequeres podem ser plantadas no jardim para ser usado para formar uma barreira natural de insetos ao redor da casa. Eles também servirão uma finalidade estética, já que eles têm flores coloridas

33. **gerânio** também conhecido como rosa gerânio é uma bela planta com folhas pontudas que serve como um repelente de insetos. Geraniol é o ingrediente ativo que pode ser extraído do óleo de gerânio e fornece um repelente natural de insetos.

O Ultimate Guide: 40 Natural caseiros repelentes de insetos

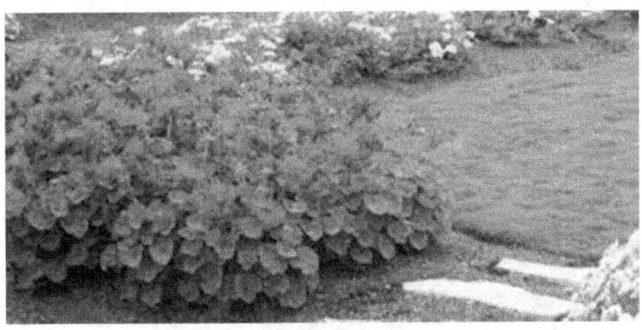

Fig.: Gerânio pode ser plantado como uma barreira para insetos

O Journal of Agricultural and Food Chemistry relata que o gerânio é um repelente de carrapato extremamente potente. Gerânio é potente contra outros insetos, como moscas, pulgas, mosquitos, baratas e mosquitos. Deve ser aplicado em pequenas manchas ao redor da casa desde que o cheiro pode ser esmagadora.

A planta pode ser plantada em casa, na varanda e até mesmo no jardim para aproveitar a sua beleza, bem como seu inseto repelindo Propriedades.

34. **patchouli** é outra fonte de óleo essencial potente contra uma grande variedade de insetos tais como carrapatos, traças, pulgas, traças, percevejos e mosquitos. Patchuli tem sido usado por séculos como um repelente natural de insetos com um elevado nível de eficácia.

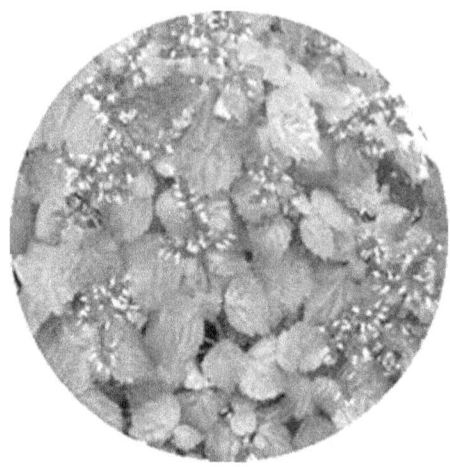

Fig.: Patchouli pode ser queimado como incenso ou usado como vaporizador para repelir insetos

É uma repelente de mosquito de duração mais em comparação a outros repelentes naturais, portanto, não exige reaplicação frequente. Incenso de patchuli e usando o óleo de patchouli em um vaporizador são outras maneiras de usá-lo para repelir insetos.

35. **Clovite**, um suplemento vitamínico utilizado para cavalos, é um inseticida natural conhecido eficaz contra baratas.

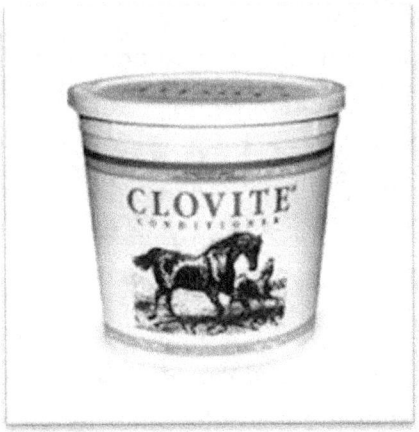

Fig.: Clovite, suplemento de vitamina a cavalo, é amado por baratas

O suplemento de clovite é colocado em uma tampa do frasco e colocar em um local onde as baratas têm sido observadas. Baratas gostam de comer clovite e serão atraídas para a tampa do frasco. É importante manter o clovite fora do alcance das crianças e outros animais de estimação.

36. **bórax** é um produto de baixa toxicidade que é eficaz contra baratas. Bórax pode ser colocado em uma tampa do frasco e colocado em áreas de infestação de baratas. Bórax pode ser polvilhado no fundo de armários para se livrar de insetos-praga.

    O bórax é um inseticida que funciona por corroer o revestimento waxy na pele de um inseto, o que provoca a desidratar e morrer, e danificar o sistema digestivo e danificar o esqueleto externo.

Geralmente, o pó de bórax é utilizado juntamente com isca como misturá-lo com açúcar, mel, geleia, manteiga de amendoim ou outro material saboroso para atrair as insetos-pragas. As vespas são atraídas por carnes de ácido bórico, atado e vão morrer dentro de alguns dias de consumi-la.

37. **Poejo** é uma adorável flor que é um impedimento natural para mosquitos. Óleo essencial de Poejo é um eficiente repelente de inseto que vai se livrar de carrapatos, mosquitos e outros mordendo e picadas pragas. As folhas secas de Poejo podem ser colocadas na área de casa/gaiola ou roupa de cama do animal de estimação a se livrar das pulgas.

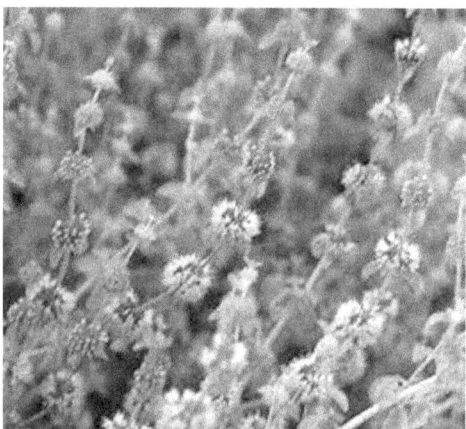

Fig.: Poejo flor

Eles são uma boa adição ao seu flowerbed devido à sua plumagem atraente e para fazer um groundcover boa. A planta irá atuar como uma barreira natural para a casa, além de ser usado como um repelente.

38. **Sweet Fern** *(Comptonia peregrino)* tem numerosos usos. Um dos mais proeminentes é a de ser um repelente natural de insetos. A samambaia doce é melhor usada ao ar livre para combater pragas como mosquitos.

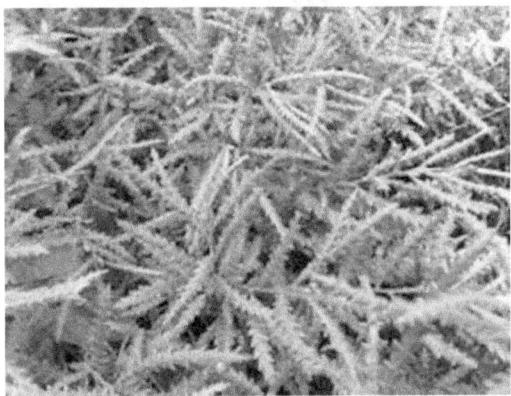

Figo: Sweet fern é um repelente de insetos que podem ser ao ar livre

A samambaia doce é queimada para continuar mordendo os insetos longe de um local de piquenique, um acampamento e até mesmo a fogueira de acampamento. O óleo essencial pode ser espremido para fora e usado como um spray em casa para se livrar dos mosquitos.

39. **cidreira** (Monarda ou Horsemint) é uma bela planta que é efetivamente usada como um repelente de mosquito. Os óleos essenciais podem ser espremidos por bater as folhas da cidreira. Estes óleos dar um forte odor de incenso, como que confunde os mosquitos ao mascarar o odor

corporal. Um jardim de cidreira próspera age como uma barreira para repelir mosquitos de entrar em casa.

40. **Farinha** de milho é usada frequentemente como um alimento para consumo humano. Farinha de milho é eficaz contra formigas e cupins.

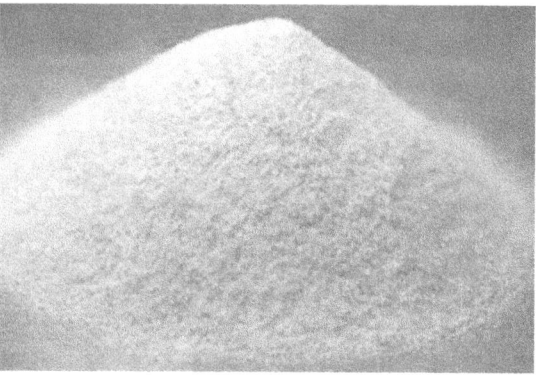

Fig.: Farinha de milho tem um inseticida seguro e eficaz contra formigas

Despeje pequenas quantidades de farinha de milho onde as formigas podem ser vistas. As formigas vão comer e mesmo armazená-lo. No entanto, as formigas são incapazes de digerir a farinha de milho e vão morrer em consequência. A farinha de milho é natural e seguro, mesmo em casas onde há crianças e animais de estimação.

Inseto natural de bônus repelente

Como um bônus, misturado em igual medida com bicarbonato de sódio é um assassino de barata boa e natural. A mistura pode ser distribuída em áreas onde as baratas são vistas para se livrar das baratas.

Capítulo três:

Soluções preventivas para sua pele

Um bom número de pessoas sofre de pele sensível que pode apresentar problemas, uma vez que ele entra em contato com os naturais repelentes de insetos. Pele sensível muitas vezes se irritam, se tornar escamosa e ficar vermelha, mesmo com o menor contato com os óleos essenciais, além de ser sensível aos outros itens, como cosméticos. Nada é mais irritante do que uma coceira persistente.

Os repellents de inseto naturais caseiros podem desencadear uma reação alérgica ao entrar em contacto com a pele. Pessoas com pele hipersensível estão em maior risco de reações alérgicas quando sua pele entra em contacto com os óleos essenciais ou outros produtos misturados com óleos essenciais para fazer um repelente de insetos. Outros fatores também podem desempenhar um papel no desencadeamento e exacerbando uma reacção alérgica, como exposição ao sol e álcool usado como diluente ou transportadora no caseiro repelente de inseto.

Pessoas com pele sensível são aconselhados para tentar descobrir quais produtos poderiam causar problemas para sua pele. Primeiro, vamos ter um olhar para os sintomas comuns da pele sensível:

- Escamoso e áspero manchas na pele
- Pele esticada e coceira
- Pequenas saliências vermelhas na pele ou urticária.
- Inchaço
- Brotoeja
- Ardor e picadas
- Flushing que pode ser acompanhada de espinhas vermelhas
- Vermelhidão ao redor dos olhos

Ter uma melhor compreensão das causas da pele sensível e os fatores que podem piorar isso vai ajudar a reduzir o impacto e diminuir as ocorrências de alergias da pele.

Substâncias que causam alergias da pele são fáceis de identificar, através da utilização de um teste de pele. É importante descobrir a causa exata que está deixando o corpo a reagir de uma forma debilitante. O teste de pele ajudará a identificar os alérgenos que desencadeou reações alérgicas.

O ensaio de pele pode ser executado de duas maneiras:

R. os testes de pele epidérmica

A camada mais externa da pele é chamada epiderme. É a camada da pele que todos vemos e que nos protege de fatores externos. Também é a camada que entra em contato direto com o caseiro repelente de inseto.

O teste de pele epidérmico é simplesmente referido como o teste de remendo. O ensaio é efectuado embebendo um patch para o alérgeno suspeito (óleo essencial) e anexá-lo à pele ou, simplesmente, colocando o alérgeno suspeito na pele e segurá-lo no lugar. O patch é deixado no lugar por uma duração apropriada de tempo antes de ser removido para observar os sintomas de uma reação alérgica na pele.

B. os testes de pele percutânea

O teste de pele percutâneo é o segundo tipo de teste de pele, mas envolverá as camadas mais profundas da pele. Você terá que chegar debaixo da epiderme.

O teste requer que o alérgeno (óleo essencial) é introduzido diretamente na pele pela picada ou por coçar. Um pequeno momento é permitido antes de verificar para qualquer reação. O cretino não deve ser profunda a fim de causar sangramento, apenas deve ser suficiente para raspar a epiderme e expor a camada subjacente da pele.

Resultados

Os resultados destes testes de pele são quase imediatos e, portanto, um indivíduo poderá conhecer se o repelente caseiro irá disparar uma alergia. A outra vantagem é que o teste pode ser experimentado com quantidades minuciosas do repelente para verificar se há reação alérgica enquanto em casa. O procedimento é totalmente livre de dor, exceto por algum desconforto para as pessoas com pele hipersensível.

Em conclusão, é importante tomar nota das seguintes dicas para proteger a pele

A. Never uso puros e concentrados óleos essenciais em sua pele; Sempre use uma diluição. Como regra geral, para aplicações de pele, use não mais do que uma concentração de 5% de óleo essencial.

B. teste seu repelente em uma pequena área da pele por 24 horas ver se faz com que qualquer tipo de irritação por causa de alergias ou sensibilidades para os óleos.

C. não use em crianças menores de 3 anos de idade ou qualquer criança que pode esfregar os olhos ou lamber a pele que foi tratada. Use com moderação o mosquito repelente natural em crianças. Verifique com seu médico de família antes de usar.

D. Utilize as mãos para aplicar o repelente ao seu rosto, mantendo-se longe de seus olhos, narinas e boca. Evite isso em feridas abertas, feridas ou cortes. Lave as mãos com água e sabão após a aplicação.

E. faça um teste patch na roupa para ver se mancha. Se você deixar de fora o óleo de soja, ele terá uma chance reduzida de coloração. Você sempre poderia fazer um mix de colocar as roupas (não de soja ou óleo de coco) e um frasco separado para a aplicação a pele (com óleo de coco ou de soja).

F. evitar ficar o repelente em couro, vinil ou outros tecidos semelhantes; o óleo essencial permanentemente possa manchá-las.

Capítulo quatro:

Planos de prevenção para evitar as pragas em sua casa e jardim

Os problemas de pragas em casa terá começado do lado de fora, onde a praga se reproduzem ou criaram uma casa. As pragas geralmente vão invadir a casa à procura de comida, água e abrigo.

Há uma série de etapas que podem ser tomadas para parar os problemas de pragas de início mesmo. A seguir é ações que podem ser tomadas para ajudar a impedir que as pragas de entrar em casa.

- Limpe regularmente as superfícies e contadores em casa para manter as pragas longe. Varrer e limpar o chão da casa, mantenha a louça limpa, clara e limpar a pia da cozinha e secar o banheiro. Material de resíduos de alimentos é um grande atrativo para insetos, como moscas, baratas e formigas.
- Completamente selar a rachaduras e fendas nas áreas onde os utilitários entrar na casa e as molduras que cercam as janelas e portas exteriores.

Rachaduras, tão pequenas como um centímetro de largo pode ser uma entrada apontam para insetos.

- Se você usar a lenha para aquecimento, empilhar a madeira do chão em uma área longe de casa. Não manter a lenha ao lado as paredes exteriores da casa ou debaixo da casa. Insetos-pragas tendem a se esconder na floresta para procurar abrigo bem como material de comida.

- Mantenha armários e outras áreas de armazenamento gratuita de derrames e limpe sempre para manter os insetos longe.

- Secar esfregonas e panos para evitar atrair pragas devido a umidade contida neles.

- Ter luzes localizadas diretamente acima das portas de entrada para a casa. As luzes devem ser colocadas em áreas distantes a porta para garantir que os insetos são menos propensos a voar quando as portas estão abertas.

- Seco e selo identificado rachaduras e fendas na Fundação onde insetos são encontrados e podem ganhar a entrada na casa.

- Realizar verificações regulares dos pisos cave e expostos a superfícies de madeira, no porão de umidade que pode atrair pragas.

- Manter alimentos como pão, cereais e bolachas em recipientes fechados para evitar insetos pragas de entrar a comida.

- Reparação com vazamento afunda e tubos em torno da casa para eliminar a umidade em e ao redor da casa.

- Drenar toda a água estagnada no jardim ou ao redor da casa. Água atua como um campo de sangramento para pragas como mosquitos. Para a piscina, uma fonte é preferida para manter a água circulando para evitar a criação de um sangramento local.

- Vácuo Limpe regularmente os móveis da casa e os tapetes se você tem animais de estimação (cães e gatos) que podem pegar pragas como pulgas quando ao ar livre e trazê-los para casa.

- Retire as taças do animal de estimação e limpar depois de seus animais de estimação foram alimentados para impedir que as pragas sendo atraídos para os restos de comida ou água.

- Não esperar até o dia seguinte para descartar alimentos que você gostou hoje.

- Mantenha o lixo doméstico em um recipiente fechado (deve ter uma tampa) que é colocado em uma área que é fácil de limpar. Eliminação de resíduos é um aspecto muito importante da prevenção do inseto.

- Plantar seus vegetais e outras plantas de jardim em uma área separada da casa, desde que eles podem atuar como campo de sangramento para insetos-praga. Alternativamente, plantas repelindo insetos da planta perto da casa para servir a um propósito duplo de estética e como uma barreira aos insetos.

- Clara ervas daninhas e arbustos no jardim e especialmente aqueles que estão perto de casa.

- Instalar uma tampa de tela de malha fina em esgotos descobertos para manter as pragas longe.

- Verifique regularmente para telhados e paredes de quaisquer sinais de deterioração ou qualquer coisa que poderiam tornar-se um potencial para pragas

- Evitar o mulch de entrar em contato direto com a Fundação da casa.
- Você pode ter insetos benéficos, como joaninhas e jogando o Louva-Deus introduziu no seu jardim de parasitar outros insetos que são um incômodo.
- Evite armazenar material sob um piso suspenso para evitar pragas de sangramento lá.
- Uso das armadilhas no jardim para apanhar as insetos pragas antes de entrarem na casa.
- Interplant e rotação de culturas no jardim para garantir que os insetos-pragas que são específicas para uma colheita são eliminadas.
- Finalmente, plantar plantas repelentes de insetos como catnip, malmequeres e citronela em torno da casa para manter as pragas de entrar em casa.

Capítulo 5:

Dicas e estratégias para manter sua casa livre de pragas

Insetos-pragas representam um grande perigo para a saúde da sua família e sua propriedade. Outro insetos-praga é apenas um aborrecimento. Os insetos portadores de doenças carregando bactérias, protozoários e vírus, que podem ser mortal para os idosos e para as crianças.

A eliminação da ameaça de pragas deve tentar atingir as causas que prefiro tratar os sintomas de infestação. Existem estratégias que você pode tomar para proteger a família, bem como a propriedade.

O Ultimate Guide: 40 Natural caseiros repelentes de insetos

A casa tem de ser mantido limpo e seco

A casa tem que ser feita inóspito para o insetos-praga. Isso pode ser conseguido por se livrar de comida mimada, água e melhorar os níveis de higiene. Mantenha lixo no recipiente com tampas e estas deve ser evacuado em base regular.

Manter a sua casa

Manter sua casa em boas condições é importante para um ambiente seguro e saudável para sua família. Também faz sua casa mais acolhedora para você e sua família e menos convidativo para pragas!

Feche todas as entradas possíveis

Rachaduras, fendas e áreas danificadas permitirá pragas para encontrar seu caminho para casa. Muitos do inseto realmente vão farejar esses pontos de entrada. São fáceis de detectar tais como áreas através do qual fluxo de raios de luz através de. Verifique se há lacunas onde utilitários entrar na casa, olha para a falta de telhas e lacunas entre a Fundação e a casa. A manutenção regular funciona em torno da casa ajuda para afastar os insetos.

Use as estratégias de químicas grátis

Mesmo com os melhores esforços, algumas pragas podem ainda entrar na casa. Estes você pode lidar com através do uso de armadilhas, como armadilhas de feromônio, armadilhas da mosca, armadilhas de luz e armadilhas do frasco.

Instale telas sobre condutas de chaminé e aberturas

As aberturas ao redor da casa que não pode ser preenchido devem ser cobertas com telas de especialista ou aberturas para assegurar que as pragas de inseto não entrar na casa. Estas telas deve ser instaladas corretamente e devem ser reparadas ou substituídas regularmente desde insetos-praga pode ter acesso através de aberturas de chaminé negligenciadas e aberturas.

Desatravancar a casa

Remova a confusão em torno da casa e até mesmo a desordem fora da casa. Os itens que formam a desordem como caixas de papelão, madeira, sacos de plástico e jornais fornecerá escondendo lugares para insetos-praga. Esses itens devem ser inteiramente removidos da casa ou armazenados longe da casa para evitar o sangramento e a proliferação de insetos e em torno da casa.

Mudar as luzes

Diferentes tipos de insetos são naturalmente atraídos por luz. Cupins e traças são insetos mais comuns encontrados assédio moral em torno de uma lâmpada. As luzes no exterior devem ser substituídas como bem, especialmente aqueles nos arredores de entradas e na varanda. O teto da área de varanda deve ser pintado de azul da cor do céu para enganar as pragas e impedir a construção de ninhos.

Descarte de resíduos corretamente

Alimentos e sobras de comida em casa devem ser descartadas da maneira correta. Para impedir que as pragas, limpe todos os alimentos derramados e restos de contadores e o chão. Estes resíduos de alimentos devem ser mantidos em uma caixa que tem uma tampa. O bin deve ser estacionado em um local longe das entradas da casa para manter os insetos longe. Ninhada deve ser ilibada da casa assim que ele doesnot atrair insetos-praga.

Manter sua casa seca

Umidade e água atraem insetos para a casa. Um bom exemplo de como manter a vontade seca em casa, ajudar a se livrar dos insetos é a barata. Baratas só vão sobreviver por uma semana sem água, Considerando que eles podem sobreviver um mês sem comida.

Água deve ser drenada de uma pia ou banheiro para manter essas áreas secas. Espanador de longe qualquer pás de água em casa e espanadores secou completamente antes de serem armazenados.

As calhas devem ser instaladas e reparadas a água direta longe o exterior da casa. Cuida-se de vazamento de tubulações e equipamentos para manter a casa seca.

Inspecione as coisas que você trazer para sua casa

Itens que você traz de fora que da casa deve ser verificada minuciosamente para pragas garantir que você não trazê-los para a casa. A lista de itens que devem ser inspecionados inclui compras e até mesmo animais de estimação. Eles devem ser limpos cuidadosamente para garantir que todas as pragas são se livrado.

Conclusão

Os repelentes naturais que todos têm certas limitações que deveríamos saber para melhorar suas propriedades protetoras contra insetos animais comuns de estimação. Listamos os principais fatores para colocar em consideração quando se utiliza o repellents de inseto naturais e insectcides.

i. quantidade: em ordem para repelentes naturais ser eficaz, você precisa tê-los em grandes quantidades.

II. a conveniência e o tempo: você também tem que verificar constantemente sobre repelentes naturais para certificar-se de que estão ainda eficazes. A maioria dos óleos essenciais somente fornecer proteção por um período limitado de tempo.

III. eficácia: algumas substâncias naturais funcionam como repelentes de insetos, mas não possuem recursos de inseticida. Aprenda a diferenciar os óleos essenciais de acordo com suas propriedades. Repelentes de insetos não matar insetos. Esses repelentes de reduzem sua exposição a insetos nocivos ao mascarar o odor corporal.

A grande maioria dos repelentes naturais contêm água em vez de álcool como a base do porta-aviões. É uma grande vantagem uma vez que a água é menos volátil e não evapora tão rápido quanto o álcool. A água tem absorção dérmica mínima, que significa que ela deixa mais repelente na pele. Produtos à base de água irão durar mais tempo, porque há menos necessidade de reaplicar.

Finalmente, os repelentes naturais de insetos e inseticidas são seguras para uso. Eles ajudam a controlar e prevenir surtos de doenças transmitidas por insetos. Muitos insetos carregam e transmitem doenças como a febre do Nilo Ocidental, doença de Lyme e peste bubônica.